Mix dir Punkte-Hits

Schlanke Punkte-Rezepte zum Abnehmen zubereitet mit dem Thermomix®

Aktuelle Punkte 2020/2021 für

alle 3 Farbsysteme (grün, blau, lila)

Sabine Berg

Inhalt

Punkte-Hits zum Abnehmen. Noch mehr schlanke Punkte-Rezepte aus dem Thermomix®

Nach dem großen Interesse an meinem ersten Buch „Punkte-Mix zum Abnehmen" habe ich mich sofort daran gemacht, weitere Lieblingsrezepte mit besonders guten Punkte-Werten mit meinem Thermomix® auszuprobieren. Das Resultat sind viele tolle Rezepte für Thermomix®-Fans, die erfolgreich nach dem Punktekonzept abnehmen möchten.

In „Mix dir Punkte-Hits" findest du noch mehr leckere Rezepte und alle sind garantiert mit schlanken Punkten (höchstens bis zu **5 Punkten pro Portion**). Viele **0,1,2,3- Punkte-Hits** sind mit dabei und lassen sich anhand der einfachen Zubereitungsschritte bequem nachkochen! So kann man sich richtig satt essen und trotzdem abnehmen!

Bei jedem Rezept findest du die aktuellen Punkte nach dem neuen Punktesystem mit den drei Farben: blau, grün, lila!

Viel Spaß beim Schlank kochen mit den neuen Punkte-Hits!

Hinweise:

Süßungsmittel: Ich verwende zum Süßen Xucker light/Erythrit. Das hat eine sehr gute Süßkraft und 0 Punkte. Alternativ kannst du Stevia oder Flüssigsüße für 0 Punkte verwenden. Wenn du Zucker, Honig, Agavendicksaft verwendest (und es wird ein anderes Süßungsmittel im Rezept genannt), dann erhöhen sich natürlich die Punkte.

Unabhängige Publikation: Diese Rezepte sind unabhängig recherchiert und getestet und beschreiben nur meine persönlichen Erfahrungen und Rezepte-Zubereitungen mit meiner Küchenmaschine, dem Thermomix®. Es besteht keinerlei Verbindung zu den Markeninhabern/Geräteherstellern.

Punkte: Die Punkte sind nach dem neuen Konzept berechnet und gelten immer **pro Portion/ pro Stück.**

Suppe

Lauchsuppe

GRÜN: 2 Punkte | BLAU: 2 Punkte | LILA: 1 Punkt

Für 2 Portionen

Zutaten:

1 Stange Lauch (etwa 400 g)
1 Kartoffel, mehligkochend
1 TL Halbfettbutter
400 g Gemüsebrühe
1 EL Crème légère
1 TL Zitronensaft
Salz, Pfeffer
Muskatnuss gemahlen

Zubereitung:

1. Lauch putzen, Kartoffel schälen, beides in kleine Scheiben und Würfel schneiden.
2. Lauch- und Kartoffelstücke mit der Butter im Mixtopf 5 Min./Varoma/ Stufe 1 dünsten.
3. Gemüsebrühe zugießen und 15 Min./100° C/Stufe 2 weiter garen lassen.
4. Suppe nun 15 - 20 Sek./Stufe 2-8 mit aufgesetztem Messbecher ansteigend pürieren, je nach gewünschter Konsistenz der Suppe.
5. Crème légère und Zitronensaft zugeben, 10 Sek./Stufe 3 unterrühren.
6. Mit Salz, Pfeffer und Muskatnuss abschmecken.

Kohlrabisuppe

GRÜN: 2 Punkte | BLAU: 2 Punkte | LILA: 1 Punkt

Für 2 Portionen

Zutaten:

300 g Kohlrabi
2 Möhren
1 Kartoffel, mehligkochend
1 Zwiebel
1 TL Öl
400 g Gemüsebrühe
1 TL Salz
½ TL Currypulver
50 g fettarmer Frischkäse bis 1 % Fett absolut

Zubereitung:

1. Kohlrabi, Möhren und Kartoffel waschen, schälen und in grobe Würfel schneiden.
2. Zwiebel schälen, halbieren und im Mixtopf 5 Sek./Stufe 5 zerkleinern.
3. Öl zufügen und 3 Min./Varoma/Stufe 2 andünsten.
4. Gemüsewürfel in den Mixtopf geben, Gemüsebrühe zugießen und 20 Min./100 °C/ Stufe 2 garen.
5. Salz, Curry und Frischkäse zur Suppe geben. 10 Sek./Stufe 2 – 8 mit aufgesetztem Messbecher ansteigend pürieren.
6. Vor dem Servieren nochmals abschmecken.

Blumenkohlsuppe

GRÜN: 1 Punkt | BLAU: 1 Punkt | LILA: 1 Punkt

Für 2 Portionen

Zutaten:

1 Zwiebel
1 Knoblauchzehe
1 Blumenkohl (ca. 500 g)
450 g Gemüsebrühe
20 g Schmelzkäse, 20 % Fett
Salz, Pfeffer, Muskatnuss gemahlen
1 EL Petersilie gehackt

Zubereitung:

1. Zwiebel und Knoblauchzehe schälen. Im Mixtopf 7 Sek./Stufe 5 zerkleinern. Mit dem Spatel nach unten schieben.
2. Blumenkohl in Röschen zerkleinern und waschen. Die kleinen Blumenkohlröschen – etwa die Hälfte der Menge - im Varoma verteilen.
3. Den restlichen Blumenkohl in den Mixtopf geben. 12 Sek./Stufe 5 zerkleinern.
4. Gemüsebrühe hinzufügen. Varoma aufsetzen und verschließen.
5. Alles 30 Min./Varoma/Stufe 1/Linkslauf garen. Varoma zur Seite stellen.
6. Schmelzkäse in den Mixtopf geben. 3 Min./90°C/Stufe 1/Linkslauf unterrühren.
7. Blumenkohlsuppe 10 Sek./Stufe 4 pürieren und mit Gewürzen abschmecken.
8. Die Blumenkohlröschen auf zwei Teller verteilen. Suppe dazugeben.
9. Mit gehackter Petersilie bestreut servieren.

Rote–Bete–Suppe

GRÜN: 1 Punkt | BLAU: 1 Punkt | LILA: 1 Punkt

Für 2 Portionen

Zutaten:

400 g Rote Bete (roh)
1 Kartoffel, klein, mehligkochend
1 Zwiebel
1 TL Öl
300 g Gemüsebrühe
½ TL Salz
Pfeffer aus der Mühle
2 TL fettarmer Frischkäse

Zubereitung:

1. Rote Bete und Kartoffel schälen und grob würfeln.
2. Zwiebel schälen, halbieren, in den Mixtopf geben und 5 Sek./Stufe 5 zerkleinern.
3. Öl zugeben, 5 Min./Varoma/Stufe 1 andünsten.
4. Rote Bete- und Kartoffelstücke, Gemüsebrühe, Salz und Pfeffer zugeben und 20 Min./100 °C/Linkslauf/Stufe 2 garen.
5. Je nach Belieben stückige Suppe servieren oder vorher nochmal ansteigend Stufe 2-9 mit aufgesetztem Messbecher pürieren.
6. Mit jeweils 1 TL Frischkäse verfeinern.

Fischsuppe

GRÜN: 1 Punkt | BLAU: 1 Punkt | LILA: 1 Punkt

Für 2 Portionen

Zutaten:

2 Frühlingszwiebeln
1 kleine Möhre
1 rote Paprikaschote
1 TL Rapsöl
150 g Schellfischfilet
600 g Fischfond
1 Spritzer Worcestersoße
1 EL Petersilie gehackt
Salz
Schwarzer Pfeffer (aus der Mühle)

Zubereitung:

1. Frühlingszwiebeln, Möhre und Paprikaschote putzen und in kleine Scheiben und Würfel schneiden.
2. Öl und Gemüse in den Mixtopf geben und 1 Min./Varoma/Linkslauf/Stufe 1 andünsten.
3. Fischfilet mit Salz und Pfeffer würzen. Varoma-Einlegeboden mit Backpapier auslegen und Fisch darauf geben.
4. Fischfond, etwas Salz und Pfeffer sowie Worcestersoße zum Gemüse in den Mixtopf geben. Varoma aufsetzen und verschließen. 10 Min./Varoma/Linkslauf/Stufe 2 köcheln lassen. Danach den Fisch in Stücke schneiden.
5. Fischstücke in den Mixtopf geben und 5 Min./90 °C/Linkslauf/Stufe 2 vermischen.
6. Mit Petersilie bestreut servieren.

Fleischklößchen-Suppe

GRÜN: 3 Punkte | BLAU: 1 Punkt | LILA: 1 Punkt

Für 2 Portionen

Zutaten:

1 Zwiebel

75 g Rindertatar

1 EL Paniermehl

1 Ei

¼ TL Salz

¼ TL Pfeffer

1 Prise Majoran

1 Prise Paprika edelsüß

600 g Rinderbrühe

Zubereitung:

1. Zwiebel schälen und halbieren, in den Mixtopf geben und 5 Sek./Stufe 5 zerkleinern.
2. Tatar, Paniermehl, Ei und Gewürze im Mixtopf 1 Min./Knetstufe vermischen.
3. Aus der Fleischmasse kleine Klößchen formen und in den Varoma legen. Mixtopf säubern.
4. Brühe in den Mixtopf gießen. Varoma aufsetzen und verschließen, 15 Min./Varoma/Stufe 1 garen.
5. Danach Fleischklößchen in die Rinderbrühe geben und 5 Min./100 °C/Linkslauf/Stufe 2 köcheln lassen. Evtl. nochmals mit Gewürzen abschmecken.

Tipp: Mit frisch gehackten Kräutern servieren.

Salate

Fruchtiger Fenchel – Salat

GRÜN: 0 Punkte | BLAU: 0 Punkte | LILA: 0 Punkte

Für 2 Portionen

Zutaten:

400 g Fenchel
100 g Äpfel
100 g Orangen
Saft einer Zitrone
1 TL Honig
Salz, Pfeffer, Currypulver
¼ Bund Petersilie

Zubereitung:

1. Fenchel waschen, putzen und in feine Streifen schneiden.
2. Äpfel waschen und in feine Würfel schneiden.
3. Orangen schälen. Dabei die weiße Haut komplett entfernen. Orangen filetieren, Saft auffangen (wird in Punkt 4 verwendet). Orangenfilets ebenfalls in feine Würfel schneiden.

9. Petersilie und Fenchelgrün waschen und durch die Mixtopföffnung bei Stufe 7 auf das laufende Messer fallen lassen.

4. Orangensaft, Zitronensaft, Honig und Gewürze zufügen. Alles 15 Sek./Stufe 3 zu einem Dressing vermengen.
5. Fenchel, Äpfel, Orangen und Dressing in einer Schüssel gut durchmischen und kurz ziehen lassen.

Apfel-Chicorée–Puten-Salat

GRÜN: 2 Punkte | BLAU: 0 Punkte | LILA: 0 Punkte

Für 2 Portionen

Zutaten:

1 Chicorée
1 Apfel
1 Orange
75 g geräucherte Putenbrust
100 g fettarmer Naturjoghurt, bis 0,5 % Fett
½ TL Zitronensaft
1 TL weißer Balsamicoessig
Salz, Weißer Pfeffer
1 Erythrit oder Süßstoff

Zubereitung:

1. Chicorée waschen, Strunk entfernen, vierteln, in Streifen schneiden.
2. Apfel schälen, entkernen, in feine Scheiben schneiden.
3. Orange schälen. Dabei die weiße Haut vollständig entfernen. Orange filetieren, den Saft dabei auffangen (wird in Punkt 6 verwendet). Orangenfilets klein schneiden.
4. Putenbrust ebenfalls in Streifen schneiden.
5. Alles in einer Schüssel mischen.
6. Für das Dressing den Naturjoghurt, Orangensaft, Zitronensaft, Balsamicoessig, Salz und Pfeffer im Mixtopf 15 Sek./Stufe 3 gut verrühren.
7. Dressing mit der Chicorée-Apfel-Mischung gut vermischen, abdecken und kurz ziehen lassen.
8. Evtl. nochmals mit Gewürzen abschmecken und genießen.

Chinakohl-Salat

GRÜN: 1 Punkt | BLAU: 0 Punkte | LILA: 0 Punkte

Für 2 Portionen

Zutaten:

½ Chinakohl
1 Apfel
150 g Magermilchjoghurt bis 0,5 %
1 EL Essig
½ EL Tomatenmark
½ TL Senf mittelscharf
1 EL Zitronensaft
1 Prise Erythrit (oder Süßstoff)
Salz, Pfeffer, Chilipulver

Zubereitung:

1. Chinakohl putzen, waschen, in feine Streifen schneiden.
2. Apfel schälen und in kleine Würfel schneiden.
3. Joghurt, Essig, Tomatenmark, Senf, Zitronensaft und Gewürze im Mixtopf 10 Sek./Stufe 5 verrühren.
4. Apfelwürfel hinzufügen und 10 Sek./Linkslauf/Stufe 1 vermengen.
5. Chinakohl mit dem Dressing in einer Schüssel vermischen und kurz ziehen lassen.

Karotten–Weißkraut–Salat

GRÜN: 2 Punkte | BLAU: 2 Punkte | LILA: 2 Punkte

Für 2 Portionen

Zutaten:

200 g Weißkraut (Weißkohl)
100 g Karotten
1 TL Olivenöl
2 EL weißer Balsamicoessig
1 TL Dijon – Senf
1 TL Meerrettich
2 EL saure Sahne 10 % Fett
1 Prise Erythrit/Zucker (oder Süßstoff)
Salz, Pfeffer

Zubereitung:

1. Weißkraut und Karotten putzen und in grobe Stücke schneiden. In den Mixtopf geben und 5 Sek./Stufe 5 zerkleinern, je nach gewünschter Größe erst mit dem Spatel nach unten schieben und dann nochmals wiederholen.
2. Öl, Essig, Senf, Meerrettich, saure Sahne, Süßungsmittel, Salz und Pfeffer hinzufügen und alles 20 Sek./Linkslauf/Stufe 1 vermischen.
3. Ziehen lassen und evtl. vor Verzehr nochmals abschmecken.

Rotkrautsalat

GRÜN: 2 Punkte | BLAU: 1 Punkt | LILA: 1 Punkt

Für 2 Portionen

Zutaten:

150 g Rotkraut (Rotkohl)
100 g Karotten
1 rote Zwiebel
150 g Magermilchjoghurt bis 0,5 %
1 EL saure Sahne
1 TL Dijon–Senf
Salz, Pfeffer

Zubereitung:

1. Rotkraut und Karotten putzen und in grobe Stücke schneiden. Zwiebel abziehen. Alles in den Mixtopf geben und 5 Sek./Stufe 5 zerkleinern, je nach gewünschter Größe erst mit dem Spatel nach unten schieben und dann nochmals wiederholen.
2. Joghurt, saure Sahne, Senf und Gewürze hinzufügen und 15 Sek./Linkslauf/Stufe 1 vermengen. Kurz ziehen lassen und evtl. nochmals abschmecken.

Eiersalat

GRÜN: 5 Punkte | BLAU: 1 Punkt | LILA: 1 Punkt

Für 2 Portionen

Zutaten:

3 Eier

2 Gewürzgurken

100 g fettarmen Frischkäse bis 1 % Fett absolut

1 TL Senf mittelscharf

Salz, Pfeffer

1 TL Schnittlauchröllchen

Zubereitung:

1. Eier hart kochen, pellen und erkalten lassen. Danach in Scheiben oder Würfel schneiden.
2. Gewürzgurken in den Mixtopf geben und 5 Sek./Stufe 5 zerkleinern.
3. Frischkäse, Senf und Gewürze hinzufügen und 10 Sek./Linkslauf/Stufe 1 vermischen.
4. Das Dressing über die Eier geben, alles gut vermischen und kurz ziehen lassen.
5. Vor dem Servieren nochmals abschmecken und mit den Schnittlauchröllchen bestreuen.

Warmer Asia-Gemüsesalat

GRÜN: 1 Punkt | BLAU: 1 Punkt | LILA: 1 Punkt

Für 2 Portionen

Zutaten:

1 Karotte
2 Stangen Staudensellerie
1 Paprika rot
1 TL Sesamöl
200 g Champignons
200 g Bambussprossen
Salz, Pfeffer
2 EL Sojasauce
2 EL Essig
½ TL Erythrit
2 Stängel frische Petersilie
1 TL Sesamkörner

Zubereitung:

1. Paprika putzen und in Viertel schneiden.
2. Gemüse putzen, waschen, grob zerkleinern.
3. Karotten-, Sellerie- und Paprikastücke im Mixtopf 5 Sek./Stufe 4 grob zerkleinern. Mit dem Spatel nach unten schieben.
4. Sesamöl zufügen. 5 Min./Varoma/Linsklauf/Stufe 1 dünsten.
5. Sesamkörner in einer beschichteten Pfanne ohne weitere Fettzugabe rösten und abkühlen lassen.
6. Champignons, Bambussprossen und Sojasauce zum Gemüse geben. 3 Min./Varoma/Linkslauf/Stufe 1 mitdünsten.
7. Petersilie waschen, grob hacken.
8. Salat mit Essig abschmecken und mit Petersilie und Sesamkörner bestreuen.

Thunfisch-Salat

GRÜN: 1 Punkt | BLAU: 1 Punkt | LILA: 1 Punkt

Für 2 Portionen

Zutaten:

150 g Thunfisch im eigenen Saft (Dose)
1 rote Paprikaschote
1 Möhre
2 Gewürzgurken
1 TL Agavendicksaft
1 EL weißen Balsamicoessig
1 TL Zitronensaft
1 TL Dijon – Senf
Salz, Pfeffer
1 Prise Erythrit (oder Süßstoff)

Zubereitung:

1. Thunfisch kurz abtropfen lassen.
2. Paprika und Möhre putzen, in grobe Stücke schneiden.
3. Paprika, Möhre und Gewürzgurken in den Mixtopf geben und 5 Sek./Stufe 5 zerkleinern.
4. Agavendicksaft, Essig, Zitronensaft, Senf, Gewürze und Erythrit hinzufügen und 5 Sek./Stufe 4 vermischen.
5. Thunfisch einfüllen und alles 15 Sek./Linkslauf/Stufe 1 vermengen.
6. Evtl. nochmals abschmecken und kurz ziehen lassen.

Buchempfehlung für die Punkte-Küche

Punkte-Mix zum Abnehmen

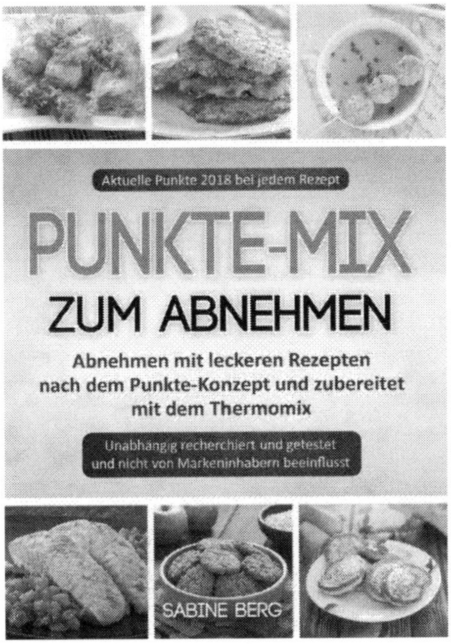

Abnehmen klappt perfekt, wenn man das Punktesystem mit dem Küchen-Multitalent Thermomix® kombiniert.

Die Küchenmaschine Thermomix® ist eine wundervolle Unterstützung für die gesunde, fettarme Zubereitung und eine schnelle Hilfe zum Zerkleinern, Rühren und Dünsten. Sabine Berg hat ihre kreativen Lieblingsrezepte während ihrer erfolgreichen Abnehmphase mit dem Punktesystem gesammelt und in diesem Kochbuch zusammengestellt.

Das Ergebnis sind leckere Gerichte, die schnell zubereitet sind, gute Punkte-Werte haben, satt und glücklich machen.

Ausführlicher Rezeptteil mit leckeren und punktefreundlichen Rezepten an Suppen, Salaten und Dressings, Gerichte vegetarisch und vegan, mit Garnelen und Fisch, mit Geflügel und Fleisch, Brot, Brote, Aufstriche, Dips und süße Gerichte und Nachtisch.

Jetzt mit aktualisierten Punkten nach den aktuellen Farben: **GRÜN, BLAU und LILA**.

Hier geht's zum Buch auf AMAZON.

Speisen mit Fleisch, Wurst und Hähnchen

Zoodles Bolognese

GRÜN: 2 Punkte | BLAU: 2 Punkte | LILA: 2 Punkte

Für 2 Portionen

Zutaten:

1 Zwiebel
1 Knoblauchzehe
¼ Knolle Sellerie
1 Möhre
1 TL Öl
200 g Rindertatar
400 g Tomaten gehackt aus der Dose
1 EL Tomatenmark
1 TL Thymian
Salz, Pfeffer
1-2 Zucchini (je nach Größe)

Zubereitung:

1. Zwiebel und Knoblauch schälen.
2. Sellerie und Möhren putzen, in grobe Stücke schneiden.
3. Alles im Mixtopf 5 Sek./Stufe 5 zerkleinern, so lange immer wieder mit dem Spatel nach unten schieben und wiederholen bis die gewünschte Größe erreicht ist.
4. Öl hinzufügen und 5 Min./Varoma/Linkslauf/Stufe 1 dünsten.
5. Tatar hinzugeben und nochmal 5 Min./Varoma/Linkslauf/Stufe 1 dünsten.
6. Tomaten, Tomatenmark und Gewürze hinzufügen und 10 Min./100° C/Linkslauf/Stufe 2 köcheln lassen.
7. Zucchini waschen und mit dem Spiralschneider in Zoodles schneiden. Auf 2 Teller verteilen und mit der Bolognese-Soße servieren.

Tipp: Wer die Zoodles nicht so bissfest möchte, kann sie auch für die letzten 5 Min. zur Bolognesesoße in den Mixtopf geben.

Blumenkohl–Hack–Auflauf

GRÜN: 4 Punkte | BLAU: 4 Punkte | LILA: 4 Punkte

Für 2 Portionen

Zutaten:

400 g Blumenkohl
1 Zwiebel
1 TL Öl
250 g Rindertatar
1 EL Gemüsebrühe-Pulver
400 g stückige Tomaten
1 EL Tomatenmark
Salz, Pfeffer
50 g fettarmen Reibekäse 16 %

Zubereitung:

1. Backofen auf 200°C Ober-/Unterhitze vorheizen.
2. Blumenkohl putzen und in Röschen schneiden, in einem Topf mit Salzwasser kurz blanchieren, danach abseihen.
3. Währenddessen Zwiebel schälen, halbieren, in den Mixtopf geben und 5 Sek./Stufe 5 zerkleinern.
4. Öl und Tatar hinzufügen und 5 Min./Varoma/Linkslauf/Stufe 2 dünsten.
5. Gemüsebrühe-Pulver mit den stückigen Tomaten, dem Tomatenmark und den Gewürzen zum Fleisch geben, 5 Min./100 °C/Linkslauf/Stufe 2 köcheln lassen.
6. Fleischsoße in eine Auflaufform gießen. Blumenkohlröschen auf der Hackfleischsoße verteilen. Alles mit Reibekäse bestreuen und für 15-20 Min. im Ofen backen.

Kalbsragout

GRÜN: 6 Punkte | BLAU: 6 Punkte | LILA: 6 Punkte

Für 2 Portionen

Zutaten:

1 Zwiebel
1 TL Öl
150 g Kalbsfleisch (Gulasch)
100 g Champignons (geschnitten, aus dem Glas)
300 g Kalbsfond oder Rinderbrühe
1 TL Salz
½ TL Pfeffer
1 Gewürznelke
1 Lorbeerblatt
2 EL Kochsahne 7 %
1 EL Zitronensaft
1 Prise Muskatnuss

Zubereitung:

1. Zwiebel schälen, halbieren, im Mixtopf 5 Sek./Stufe 5 zerkleinern.
2. Öl zufügen. 3 Min./Varoma/Stufe 1 glasig dünsten.
3. Kalbsfleisch in Streifen schneiden und in den Mixtopf hinzufügen, 8 Min./Varoma/Linkslauf/Stufe 1 andünsten.
4. Champignons, Rinderbrühe, Gewürze, Gewürznelke und Lorbeerblatt zufügen. 20 Min./100° C/Linkslauf/Stufe 2 köcheln lassen.
5. Kochsahne, Zitronensaft und Muskatnuss in den Mixtopf geben. Weitere 5 Min./100° C/Linkslauf/Stufe 2 garen und Ragout abschmecken.

Tipp: Als Beilage schmeckt Brokkoli, Erbsen oder Spargel.

Hähnchen-Gulaschtopf

GRÜN: 2 Punkte | BLAU: 1 Punkt | LILA: 1 Punkt

Für 2 Portionen

Zutaten:

1 Zwiebel

1 Knoblauchzehe

1 TL Öl

300 g Hähnchenbrust in Würfel geschnitten

1 rote Paprikaschote

1 EL Tomatenmark

½ TL Salz

½ TL Paprikapulver edelsüß

¼ TL Paprikapulver scharf

500 g Hühnerbrühe oder Gemüsebrühe

Zubereitung:

1. Zwiebel und Knoblauch schälen, halbieren, im Mixtopf 5 Sek./Stufe 5 zerkleinern.
2. Öl und Hähnchenwürfel zufügen. 6 Min./Varoma/Linkslauf/Stufe 2 dünsten.
3. Paprika putzen und in kleine Stücke schneiden.
4. Paprika zusammen mit Tomatenmark, Gewürzen und Brühe in den Mixtopf geben und 50 Min/100 °C/Linkslauf/Stufe 1 köcheln lassen.
5. Vor dem Servieren Gulaschtopf abschmecken.

Tipp: Dazu schmecken Kartoffeln, Brokkoli, Blumenkohlpüree uvm.

Hackbällchen in Zitronensoße

GRÜN: 6 Punkte | BLAU: 4 Punkte | LILA: 4 Punkte

Für 2 Portionen

Zutaten:

1 Zwiebel
1 Knoblauchzehe
2 Stängel Petersilie
250 g Rindertatar
1 EL Paniermehl
1 Ei
½ TL Senf
½ TL Salz
¼ TL Pfeffer
Paprikapulver, Chilipulver nach Belieben
350 g Gemüsebrühe
1 EL Mehl oder Speisestärke
150 g fettarmer Frischkäse, bis 1 % Fett
Saft einer Zitrone
Salz, Pfeffer

Zubereitung:

1. Zwiebel und Knoblauch schälen. Petersilie waschen.
2. Alles in den Mixtopf geben. 5 Sek./Stufe 5 fein zerkleinern.
3. Tatar, Paniermehl, Ei, Senf und Gewürze zufügen und 1 Min./Knetmodus vermengen. Aus der Masse Bällchen formen und im Varoma verteilen.
4. Gemüsebrühe, Mehl, Salz und Pfeffer in den Mixtopf geben. 15 Sek./Stufe 5 verrühren.
5. Varoma aufsetzen und abdecken, 20 Min./Varoma/Stufe 2 garen.
6. Varoma absetzen, Frischkäse und Zitronensaft in den Mixtopf hinzufügen, Varoma wieder aufsetzen und nochmals 5 Min./Varoma/Stufe 2 köcheln lassen.

7. Soße vor dem Servieren nochmals abschmecken.

Tipp: Dazu schmeckt Blumenkohl oder Reis.

Hähnchen-Champignons-Auflauf

GRÜN: 5 Punkte | BLAU: 4 Punkte | LILA: 4 Punkte

Für 2 Portionen

Zutaten:

250 g Hähnchenbrust
250 g frische Champignons
1 rote Paprikaschote
1 Zwiebel
1 TL Öl
100 g Gemüsebrühe
75 g fettarmen Frischkäse, bis 1 % Fett absolut
1 EL Schmand
1 TL Dijon – Senf
1 TL Estragon
Salz, Pfeffer, Paprikapulver
50 g fettarmen Reibekäse, 16 % Fett absolut

Zubereitung:

1. Backofen auf 200 °C Ober-/Unterhitze vorheizen.
2. Hähnchenbrust in Streifen schneiden.
3. Champignons und Paprika putzen und in Scheiben und Streifen schneiden.
4. Zwiebel schälen, in den Mixtopf geben und 5 Sek./Stufe 5 zerkleinern.
5. Öl und Hähnchenstücke hinzufügen, 5 Min./Varoma/Linkslauf/Stufe 1 dünsten und in eine Auflaufform umfüllen.
6. Champignons und Paprika darüber geben.
7. Gemüsebrühe, Frischkäse, Schmand, Senf und Gewürze im Mixtopf 15 Sek./Stufe 5 vermengen. Soße in die Auflaufform gießen.
8. Danach mit Käse bestreuen und Ofen 20-25 Min. überbacken.

Gefüllte Hähnchenbrust

GRÜN: 3 Punkte | BLAU: 2 Punkte | LILA: 2 Punkte

Für 2 Portionen

Zutaten:

200 g Cocktailtomaten
½ TL Thymian gehackt
1 EL Petersilie gehackt
¼ alte Semmel
1 EL Cranberrys
50 g fettarmen Frischkäse, bis 1 % Fett absolut
Salz, Pfeffer
2 Hähnchenbrustfilets (je à ca. 125 g)
1 TL Öl
150 g Hühnerbrühe

Zubereitung:

1. Backofen auf 180 °C Umuft vorheizen.
2. Tomaten waschen und halbieren.
3. Thymian, Petersilie, Semmel und Cranberrys im Mixtopf 10 Sek./Stufe 6 zerkleinern. Mit dem Spatel nach unten schieben.
4. Frischkäse, etwas Salz und Pfeffer zufügen, 15 Sek./Stufe 3 vermengen.
5. In jedes Hähnchenbrustfilet eine Tasche einschneiden, salzen und pfeffern.
6. Hähnchenbrüste mit der Frischkäsemasse füllen und mit einem Spieß wieder verschließen.
7. Öl in der Pfanne erhitzen und die Hähnchenbrustfilets von beiden Seiten scharf anbraten.
8. Hühnerbrühe in die Pfanne gießen. Kurz aufkochen lassen.
9. Pfanneninhalt in eine Auflaufform umfüllen und die Cocktailtomaten rundum verteilen.
10. Im heißen Backofen etwa 10-15 Minuten fertig garen.

Hähnchen-Gemüse-Curry

GRÜN: 1 Punkt | BLAU: 0 Punkte | LILA: 0 Punkte

Für 2 Portionen

Zutaten:

250 g Champignons
100 g Möhren
250 g Hähnchenbrustfilet
100 g Gemüsebrühe
1 Dose stückige Tomaten (400 g)
1 EL Sojasoße
2 TL Currypulver
2 TL Paprika edelsüß
Salz, Pfeffer, Chilipulver oder Cayennepfeffer

Zubereitung:

1. Champignons und Möhren putzen und in Scheiben schneiden.
2. Hähnchenbrustfilet würfeln und salzen und pfeffern.
3. Backpapier für den Varomaeinlegeboden zurechtschneiden und Hähnchenbrustwürfel darauf verteilen.
4. Pilze und Möhren in den Varoma geben.
5. Gemüsebrühe und stückige Tomaten zusammen mit Sojasoße und Gewürze in den Mixtopf geben, Varoma aufsetzen und 25 Min./Varoma/Linkslauf/Stufe 2 garen.
6. Fleisch und Gemüse in den Mixtopf einfüllen und 5 Min./100° C/Linkslauf/Stufe 2 fertig köcheln.

Hähnchenbrust im Schinkenmantel

GRÜN: 5 Punkte | BLAU: 4 Punkte | LILA: 4 Punkte

Für 2 Portionen

Zutaten:

1 TL Öl
250 g Hähnchenbrustfilet
3 Scheiben gekochten Schinken
5 EL fettarmen Schmelzkäse 9 % Fett absolut
500 g Gemüsebrühe
1 Stange Lauch
250 g Kirschtomaten
Salz, Pfeffer

Zubereitung:

1. Öl in einer Pfanne erhitzen und Hähnchenbrustfilets erst salzen und pfeffern und dann von beiden Seiten scharf anbraten.
2. Schinken auf einem Stück Alufolie so nebeneinander legen, dass sie sich leicht überlappen. Etwa 2 EL Schmelzkäse dünn darauf verteilen.
3. Filets mittig darauf legen und mithilfe der Alufolie fest einwickeln. Folie verschließen. Eingewickelte Hähnchenbrustfilets in den Varoma geben.
4. Gemüsebrühe in den Mixtopf gießen. Varoma aufsetzen und verschließen. 10 Min./Varoma/Stufe 2 garen.
5. Tomaten und Lauch putzen, waschen, klein schneiden, mit Salz und Pfeffer würzen und auch in Alufolie wickeln und zu den Hähnchenbrustfilets in den Varoma geben, 15 Min./Varoma/Stufe 2 weiter garen.
6. Danach Varoma abnehmen und ca. 300 g Gemüsebrühe im Mixtopf behalten, den Rest weggießen. Restlichen Schmelzkäse hinzufügen und 2 Min./80° C/Stufe 2 aufkochen.
7. Soße mit Gewürzen abschmecken und danach nochmal 30 Sek./Stufe 5 verrühren.
8. Hähnchenbrustfilets und Gemüse mit der Soße servieren.

Blumenkohl in Schinken-Käse-Soße

GRÜN: 5 Punkte | BLAU: 5 Punkte | LILA: 5 Punkte

Für 2 Portionen

Zutaten:

500 g Blumenkohl
500 g Wasser
100 g fettarmen Schmelzkäse
1 EL Mehl oder Speisestärke
1 EL Gemüsebrühe-Pulver
150 g gekochten Schinken
Salz, Muskatnuss

Zubereitung:

1. Blumenkohl putzen, in Röschen teilen und in den Varoma legen.
2. Wasser und ½ TL Salz in den Mixtopf geben und Blumenkohl 20 Min./Varoma/Stufe 1 garen.
3. Varoma absetzen, 250 g des Garwassers im Mixtopf behalten, den Rest weggießen.
4. Schmelzkäse, Mehl und Gemüsebrühe-Pulver dem Garwasser zufügen, Varoma wieder aufsetzen und 5 Min./Varoma/ Stufe 3 köcheln lassen.
5. Schinken in Streifen oder Würfel schneiden, in die Soße geben. 10 Sek./Linkslauf/Stufe 2 unterrühren.
6. Soße mit Gewürzen abschmecken und zu Blumenkohl servieren.

Speisen mit Fisch

Kabeljau in Gemüsesoße

GRÜN: 2 Punkte | BLAU: 1 Punkt | LILA: 1 Punkt

Für 2 Portionen

Zutaten:

300 g Kabeljaufilets
100 g Karotten
50 g Stangensellerie
100 g Champignons
500 g Gemüsebrühe
1 EL Petersilie gehackt
1 TL Worcestersoße
1 TL Zitronensaft
50 g Kochsahne fettarm 7 %
Salz, Pfeffer

Zubereitung:

1. Backpapier in den Varoma einlegen.
2. Fischfilets mit Salz und Pfeffer bestreuen und auf das Backpapier im Varoma legen.
3. Karotten, Sellerie und Champignons putzen und in Scheiben schneiden.
4. Gemüsebrühe, Karotten, Sellerie, Champignons und Petersilie in den Mixtopf geben. Varoma aufsetzen und 20 Min./Varoma/Linkslauf/Stufe 1 garen.
5. Varoma abnehmen, Worcestersoße, Zitronensaft und Kochsahne in den Mixtopf geben und 1 Min./100 °C/Linkslauf/Stufe 1 aufkochen.
6. Kabeljau mit Gemüsesoße servieren.

Lachs–Zucchini-Mix mit Tomaten-Kräutersoße

GRÜN: 5 Punkte | BLAU: 0 Punkte | LILA: 0 Punkte

Für 2 Portionen

Zutaten:

2 Zwiebeln
2 Knoblauchzehen
1-2 Zucchini
200 g Lachsfilets
3 EL Italienische Kräutermischung
200 g Gemüsebrühe
1 Dose geschälte Tomaten (400 g)
Salz, Pfeffer

Zubereitung:

1. Zwiebeln und Knoblauchzehe schälen, Zucchini waschen und alles in Scheiben schneiden.
2. Lachsfilets in Würfel schneiden.
3. Lachswürfel, Zwiebeln, Knoblauch, Zucchini und 2 EL der italienischen Kräuter in einer Schüssel gut vermengen. Dann alles im Varoma locker verteilen.
4. Gemüsebrühe, geschälte Tomaten, Salz und Pfeffer und restliche italienische Kräuter in den Mixtopf geben. Varoma aufsetzen. Verschlossen 20 Min./Varoma/Stufe 1 garen.
5. Lachs mit Gemüse auf 2 Tellern anrichten und die Tomaten-Kräutersaue dazu servieren.

Fischfrikadellen

GRÜN: 6 Punkte | BLAU: 2 Punkte | LILA: 2 Punkte

Für 2 Portionen

Zutaten:

1 Frühlingszwiebel

300 g festfleischiges Fischfilet z. B. Rotbarsch

70 g körniger Frischkäse, fettarm

2 EL Paniermehl

1 Ei

Salz, Pfeffer

1 TL Öl

Zubereitung:

1. Frühlingszwiebel waschen und in kleine Röllchen schneiden.
2. Fischfilet in grobe Stücke schneiden, in den Mixtopf geben und 5 Sek./Stufe 5 zerkleinern.
3. Frischkäse, Frühlingszwiebel, Paniermehl, Ei, Salz und Pfeffer hinzufügen und 1 Min./Knetmodus vermengen, evtl. noch etwas Paniermehl zugeben, sollte der Teig zu feucht sein.
4. Öl in einer Pfanne erhitzen.
5. Fischmasse zu Frikadellen formen und im Öl herausbraten.

Tipp: Dazu schmeckt ein leckerer Quark-Dip.

Kabeljau mit Paprika–Mais–Soße

GRÜN: 4 Punkte | BLAU: 1 Punkt | LILA: 1 Punkt

Für 2 Portionen

Zutaten:

1 kleine Dose Mais (ca. 140 g)
250 g Kabeljaufilet
1 Zwiebel
1 Knoblauchzehe
1 TL ÖL
1 rote Paprikaschote
1 gelbe Paprikaschote
1 TL grüne Pfefferkörner
400 g Gemüsebrühe
Salz, Pfeffer, Paprikapulver edelsüß
1 EL Sauerrahm/saure Sahne
1 TL Petersilie gehackt

Zubereitung:

1. Mais in einem Sieb abtropfen lassen.
2. Fischfilet salzen und pfeffern und in den mit Backpapier ausgelegten Varoma legen.
3. Zwiebel und Knoblauchzehe schälen, im Mixtopf 5 Sek./Stufe 5 zerkleinern.
4. Öl hinzufügen und 3 Min./Varoma/Stufe 1 andünsten.
5. Paprika waschen und in kleine Würfel schneiden. Zusammen mit Maiskörner, Pfefferkörner, Gemüsebrühe und Gewürze in den Mixtopf geben. Varoma aufsetzen und alles ca. 18 Min./Varoma/Linkslauf/Stufe 2 garen.
6. Varoma abnehmen.
7. Sauerrahm und Petersilie in den Mixtopf geben. 15 Sek./Linkslauf/Stufe 3 unterrühren.

8. Fischfilets mit Paprika-Mais-Soße anrichten.

Tipp: Dazu passt Reis oder Blumenkohl.

Seelachs mit Senf–Dill–Soße

GRÜN: 4 Punkte | BLAU: 3 Punkte | LILA: 3 Punkte

Für 2 Portionen

Zutaten:

300 g Seelachsfilet
3 EL Zitronensaft
500 g Gemüsebrühe
3 TL frischen Dill gehackt
200 g Milch, entrahmt, 0,3 % Fett
2 EL Mehl
2 TL Dijon–Senf
Salz, Pfeffer

Zubereitung:

1. Fischfilets in den mit Backpapier ausgelegten Varoma legen. Mit 1 EL Zitronensaft beträufeln und mit Salz und Pfeffer bestreuen.
2. Gemüsebrühe in den Mixtopf gießen. Varoma aufsetzen und 15 Min./Varoma/Stufe 1 dünsten. Wenn die Fischfilets sehr dick sind, die Garzeit evtl. noch um ein paar Minuten verlängern.
3. Varoma absetzen.
4. Gemüsebrühe bis auf ca. 200 g ausgießen, Dill, Milch, Mehl, restlichen Zitronensaft und Senf in den Mixtopf hinzufügen und 20 Sek./Stufe 6 mixen.
5. Varoma mit Fisch wieder aufsetzen und 5 Min./Varoma/Stufe 3 fertig kochen.
6. Soße mit Salz und Pfeffer abschmecken, evtl. nochmal durchmixen für 10 Sek./Stufe 7 und mit dem Fisch servieren.

Tipp: Dazu passt Reis oder Blumenkohl.

Forellencreme-Aufstrich

GRÜN: 4 Punkte | BLAU: 1 Punkt | LILA: 1 Punkt

Für 2 Portionen

Zutaten:

1 Zwiebel
200 g geräuchertes Forellenfilet
100 g fettarmen Frischkäse bis 1 % Fett
Salz, Pfeffer

Zubereitung:

1. Zwiebel schälen, halbieren, in den Mixtopf geben und 5 Sek./Stufe 5 fein zerkleinern. Mit dem Spatel nach unten schieben.
2. Forellenfilet kleiner zupfen und zusammen mit Frischkäse und Gewürzen hinzufügen, 15 Sek./Linkslauf/Stufe 3 vermengen.
3. Vor dem Servieren nochmals abschmecken.

Tipp:

Dieser Aufstrich schmeckt auch mit Räucherlachs sehr lecker!

Vegetarisch

Gemüsekuchen

GRÜN: 3 Punkte | BLAU: 3 Punkte | LILA: 3 Punkte

Für 12 Stücke

Zutaten:

1 Möhre
1 Zucchini
1 rote Paprika
1 Zwiebel
3 Eier
50 g Halbfettbutter
1 EL Gemüsebrühe-Pulver
180 g Mehl
1 Päckchen Backpulver
150 g Reibekäse fettarm 16 %
Salz, Pfeffer

Zubereitung:

1. Backofen auf 180 °C Umluft vorheizen. Eine Springform mit Backpapier auslegen.
2. Möhre, Zucchini und Paprika putzen und in Scheiben und Streifen schneiden.
3. Zwiebel schälen, in den Mixtopf geben und 5 Sek./Stufe 5 zerkleinern, kurz umfüllen.
4. Eier aufschlagen, in den Mixtopf geben, Butter in kleinen Stücken mit Salz, Pfeffer und Gemüsebrühe-Pulver hinzufügen und alles 20 Sek./Stufe 5 mixen.
5. Mehl und Backpulver einfüllen und 15 Sek./Stufe 4 vermengen.
6. Geschnittenes Gemüse und Reibekäse hinzufügen und 2 Min./Knetstufe vermengen.
7. Teig in der Springform gleichmäßig verteilen.

8. Im heißen Backofen auf mittlerer Schiene etwa 45 – 50 Minuten goldgelb backen.

Tipp: Dazu schmeckt ein gemischter Salat.

Sellerieschnitzel mit Mango-Meerrettich-Soße

GRÜN: 1 Punkt | BLAU: 1 Punkt | LILA: 1 Punkt

Für 2 Portionen

Zutaten:

1 Sellerieknolle
600 g Wasser
1 TL Öl
1 Mango
100 g Gemüsebrühe
1 TL Weißweinessig
1 EL saure Sahne
2 TL Tafel-Meerrettich
Salz, Pfeffer

Zubereitung:

1. Sellerie putzen und in etwa 1 cm breite Scheiben schneiden. Die Scheiben im Varoma verteilen.
2. Wasser mit etwas Salz in den Mixtopf geben.
3. Varoma aufsetzen und verschließen, 15 Min./Varoma/Stufe 1 dünsten. Je nachdem wie bissfest man seine Sellerieschnitzel möchte, evtl. etwas länger garen.
4. Selleriescheiben herausnehmen, salzen und pfeffern.
5. 1 TL Öl in einer Pfanne erhitzen und Sellerieschnitzel von beiden Seiten anbraten. Warm halten.
6. Mango schälen und Fruchtfleisch in grobe Stücke schneiden.
7. Mangostücke, Gemüsebrühe und Weißweinessig in den Mixtopf geben und erst 15 Sek./Stufe 9 pürieren, danach 5 Min./100 °C/Stufe 3 aufkochen.
8. Saure Sahne und Meerrettich hinzufügen, 15 Sek./Stufe 4 unterrühren.
9. Soße abschmecken und mit den Sellerieschnitzeln servieren.

Gefüllte Zwiebeln in Tomatensoße

GRÜN: 5 Punkte | BLAU: 3 Punkte | LILA: 3 Punkte

Für 2 Portionen

Zutaten:

2 große Gemüsezwiebeln

100 g gekochten Schinken

1 TL Halbfettbutter

2 EL Reibekäse fettarm 16 %

1 EL Petersilie gehackt

1 Ei

1 EL Crème légère

¼ TL Salz

1 Prise Pfeffer

¼ TL Paprikapulver edelsüß

1 Dose stückige Tomaten (ca. 400 g)

Zubereitung:

1. Zwiebel schälen. Oben einen flachen Deckel abschneiden. Zwiebeln mit einem Löffel aushöhlen. Dabei einen Rand von etwa 1 cm Stärke stehen lassen.
2. Die Zwiebelreste und den Schinken (vorher in grobe Stücke schneiden) in den Mixtopf geben und 5 Sek./Stufe 5 zerkleinern.
3. Butter hinzufügen und 3 Min./Linkslauf/Varoma/Stufe 1 andünsten.
4. Reibekäse und Petersilie hinzufügen und 10 Sek./Linkslauf/Stufe 2 untermischen.
5. Ei, Crème légère, Salz, Pfeffer und Paprikapulver hinzufügen und 2 Min./Knetstufe vermengen.
6. Gemüsezwiebeln mit der Mischung füllen. Zwiebeln in eine kleine Auflaufform setzen.
7. Stückige Tomaten um die Zwiebeln gießen. Wenn von der Füllung noch etwas übrig ist, ebenfalls um die Zwiebeln verteilen.
8. Zwiebeln im heißen Backofen etwa 35 Minuten backen.

Fenchel-Möhren–Gemüse

GRÜN: 1 Punkt | BLAU: 1 Punkt | LILA: 1 Punkt

Für 2 Portionen

Zutaten:

250 g Möhren
250 g Fenchel
1 Zwiebel
1 Knoblauchzehe
1 TL Öl
½ TL Salz
Etwas Pfeffer aus der Mühle
½ TL Majoran
1 Prise Zucker / Erythrit/Süßstoff
200 g Gemüsebrühe

Zubereitung:

1. Möhren und Fenchel putzen, in Streifen und Scheiben schneiden.
2. Zwiebel und Knoblauchzehe schälen. Im Mixtopf 5 Sek./Stufe 5 zerkleinern.
3. Öl hinzufügen und 3 Min./Varoma/Stufe 1 dünsten.
4. Alle weiteren Zutaten in den Mixtopf geben.
5. 25 Min./100 °C/Linkslauf/Stufe 1 weiter garen.
6. Vor dem Servieren nochmals abschmecken.

Mangold–Puten-Topf

GRÜN: 3 Punkte | BLAU: 2 Punkte | LILA: 2 Punkte

Für 2 Portionen

Zutaten:

250 g Putenfleisch (Putenbrustfilet oder –schnitzel)
200 g Mangold
1 Zwiebel
1 TL Öl
50 g Kochsahne light 7 %
300 g Gemüse- oder Geflügelbrühe
1 EL Estragon gehackt
Salz, Pfeffer

Zubereitung:

1. Putenfleisch in Würfel schneiden.
2. Mangold putzen und in Streifen schneiden.
3. Zwiebel schälen, halbieren, im Mixtopf 5 Sek./Stufe 5 zerkleinern.
4. Öl und Putenwürfel hinzufügen, 5 Min./Varoma/Linkslauf/Stufe 1 andünsten.
5. Kochsahne, Brühe, Estragon und Gewürze hinzugeben und 15 Min./100 °C/Linkslauf/Stufe 1 köcheln lassen.
6. Mangoldstreifen einfüllen und 8 Min./100 °C/Linkslauf/Stufe 1 fertig garen.
7. Vor dem Servieren nochmals abschmecken.

Pak Choi

GRÜN: 2 Punkte | BLAU: 2 Punkte | LILA: 0 Punkte

Für 2 Portionen

Zutaten:

300 g Pak Choi
600 g Wasser
3 EL Sherry-Essig
1 TL Agavendicksaft
3 EL Sojasoße
1 EL Sesamkörner
Salz, Pfeffer

Zubereitung:

1. Pak Choi-Blätter putzen, in grobe Stücke schneiden und locker in den Varomaboden legen.
2. Wasser in den Mixtopf gießen.
3. Varoma verschließen und 15 Min./Varoma/Stufe 1 garen und in eine Schüssel umfüllen.
4. Essig, Agavendicksaft, Sojasoße und Sesamkörner in den Mixtopf geben und 15 Sek./Linkslauf/Stufe 4 vermischen.
5. Pak Choi mit der Sesam-Soße vermischen und kurz ziehen lassen.
6. Mit Salz und Pfeffer abschmecken.

Paprika–Tomaten–Gemüse

GRÜN: 0 Punkte | BLAU: 0 Punkte | LILA: 0 Punkte

Für 2 Portionen

Zutaten:

3 rote Paprikaschoten
1 Zwiebel
1 Knoblauchzehe
1 Dose geschälte Tomaten (ca. 400 g)
1 EL Gemüsebrühe-Pulver
150 g Wasser
1 TL Kräuter der Provence
½ TL Salz
½ TL Pfeffer
1 EL fettarmer Frischkäse, bis 1 % Fett absolut

Zubereitung:

1. Paprika putzen, in Streifen schneiden und im Varoma verteilen.
2. Zwiebel und Knoblauch abziehen, Zwiebel halbieren, zusammen in den Mixtopf geben und 5 Sek./Stufe 5 zerkleinern.
3. Geschälte Tomaten, Gemüsebrühe-Pulver, Wasser, Kräuter und Gewürze hinzufügen.
4. Varoma aufsetzen und 15 Min./Varoma/Stufe 2 garen.
5. Paprika und Frischkäse in den Mixtopf zur Tomatensoße geben, 15 Sek./Linkslauf/Stufe 3 einrühren und evtl. nochmals abschmecken.

Tipp: Dazu schmeckt Reis oder Nudeln.

Eintopf à la Pichelsteiner

GRÜN: 2 Punkte | BLAU: 2 Punkte | LILA: 1 Punkt

Für 2 Portionen

Zutaten:

2 Kartoffeln
2 Möhren
1 Zwiebel
100 g Wirsing
1 kleine Stange Lauch
1 TL Halbfettbutter
600 g Gemüsebrühe
1 EL Petersilie gehackt
¼ TL Kümmel
¼ TL Salz
Pfeffer aus der Mühle

Zubereitung:

1. Kartoffeln, Möhren und Zwiebel schälen. Kartoffel und Möhren in Würfel schneiden.
2. Wirsing und Lauch putzen und in Streifen schneiden.
3. Zwiebel halbieren, in den Mixtopf geben und 5 Sek./Stufe 5 zerkleinern.
4. Butter zur Zwiebel geben, 3 Min./Varoma/Linkslauf/Stufe 1 dünsten.
5. Kartoffel- und Möhrenwürfel, zusammen mit Gemüsebrühe, Petersilie und Gewürzen in den Mixtopf geben.
6. Wirsing- und Lauchstreifen im Varoma verteilen.
7. Varoma aufsetzen und alles 25 Min./Varoma/Linkslauf/Stufe 1 garen.
8. Wirsing und Lauch nun in den Mixtopf hinzugeben und 1 Min./100 °C/Linkslauf/Stufe 2 vermischen.

Süß-saures Gurkengemüse

GRÜN: 1 Punkt | BLAU: 1 Punkt | LILA: 1 Punkt

Für 2 Portionen

Zutaten:

1 Zwiebel
1 Knoblauchzehe
2 cm frischer Ingwer
1 rote Chilischote
1 TL Öl
400 g Salatgurken (entkernt)
50 g Gemüsebrühe
1 Prise Salz
1 TL Sojasoße

Zubereitung:

1. Zwiebel, Knoblauch und Ingwer schälen. Chili putzen. Alles in groben Stücken in den Mixtopf geben und 5 Sek./Stufe 5 zerkleinern.
2. Öl zufügen und 3 Min./Varoma/Stufe 1 andünsten.
3. Gurken in Würfel schneiden. Mit Gemüsebrühe in den Mixtopf hinzufügen und 10 Min./100 °C/Linkslauf/Stufe 1 köcheln lassen.
4. Gemüse vor dem Servieren mit Salz und Sojasoße abschmecken.

Sellerie–Püree

GRÜN: 3 Punkte | BLAU: 3 Punkte | LILA: 3 Punkte

Für 2 Portionen

Zutaten:

500 g Knollensellerie
600 g Wasser
50 g saure Sahne 10 %
1 EL Halbfettbutter
1 Prise Erythrit/Süßungsmittel
Salz, Pfeffer, Muskatnuss

Zubereitung:

1. Sellerie putzen, grob zerkleinern und in den Varoma legen.
2. Wasser in den Mixtopf gießen. Varoma aufsetzen, verschließen und 20 Min./Varoma/Stufe 1 garen.
3. Wasser ausgießen. Selleriestücke im Mixtopf 20 Sek./Stufe 7 pürieren. Mit dem Spatel nach unten schieben.
4. Saure Sahne 20 Sek./Stufe 4 unterrühren.
5. Butter, Süßungsmittel und Gewürze zugeben 30 Sek./Stufe 2 verrühren und evtl. nochmal abschmecken.

Wirsing–Karotten-Gemüse

GRÜN: 1 Punkt | BLAU: 1 Punkt | LILA: 1 Punkt

Für 2 Portionen

Zutaten:

350 g Wirsing
100 g Karotten
1 Zwiebel
1 Apfel
1 TL Öl
500 g Gemüsebrühe
Salz, Pfeffer, Muskatnuss

Zubereitung:

1. Wirsing putzen und in Streifen schneiden.
2. Karotte schälen und würfeln.
3. Karottenwürfel im Varoma verteilen. Wirsing locker darauf geben.
4. Zwiebel und Apfel schälen und vierteln, in den Mixtopf geben und 5 Sek./Stufe 5 zerkleinern.
5. Öl zufügen, 5 Min./Varoma/Linkslauf/Stufe 1 dünsten.
6. Gemüsebrühe zugießen.
7. Varoma aufsetzen und alles 20 Min./Varoma/Linkslauf/Stufe 1 garen.
8. Karotten und Wirsing in den Mixtopf einfüllen und 3 Min./100 °C/Linkslauf/Stufe 2 vermengen.
9. Mit Salz, Pfeffer und Muskatnuss abschmecken.

Bohneneintopf

GRÜN: 3 Punkte | BLAU: 0 Punkte | LILA: 0 Punkte

Für 4 Portionen

Zutaten:

1 Dose Kidneybohnen
1 Möhre
1 Zwiebel
1 Knoblauchzehe
1 TL Öl
1 rote Paprikaschote
1 kleine Zucchini
400 g Gemüsebrühe
400 g stückige Tomaten
1 EL Tomatenmark
Salz, Pfeffer,
Paprikapulver edelsüß, Chilipulver
1 EL Petersilie gehackt

Zubereitung:

1. Kidneybohnen in einem Sieb abtropfen lassen.
2. Möhre, Zwiebel und Knoblauchzehe schälen und in den Mixtopf geben, 5 Sek./Stufe 5 zerkleinern.
3. Öl hinzufügen und 3 Min./Varoma/Stufe 1 andünsten.
4. Paprika und Zucchini putzen und in kleine Würfel und Scheiben schneiden.
5. Zusammen mit Gemüsebrühe, stückige Tomaten, Tomatenmark und Gewürzen in den Mixtopf geben, 15 Min./100 °C/Linkslauf/Stufe 2 garen.
6. Kidneybohnen hinzufügen und 5 Min./100 °C/Linkslauf/Stufe 2 vermengen.
7. Vor dem Servieren abschmecken und mit Petersilie bestreuen.

Gebackenes Ratatouille mit Tomatensauce

GRÜN: 0 Punkte | BLAU: 0 Punkte | LILA: 0 Punkte

Für 2 Portionen

Zutaten:

1 mittelgroße Zucchini
1 Aubergine
1 Zwiebel
1 Knoblauchzehe
400 g stückige Tomaten (Dose)
100 g Gemüsebrühe
Salz, Pfeffer

Zubereitung:

1. Backofen auf 200 °C Ober-/Unterhitze vorheizen.
2. Zucchini und Aubergine waschen, in Scheiben schneiden oder hobeln.
3. Zwiebel und Knoblauchzehe schälen, halbieren, im Mixtopf 5 Sek./Stufe 5 zerkleinern.
4. Stückige Tomaten, Gemüsebrühe und Gewürze in den Mixtopf hinzufügen und 10 Sek./Linkslauf/Stufe 3 verrühren.
5. Auberginen- und Zucchinischeiben zusammen mit der Tomatensauce abwechselnd in Reihen in die Auflaufform schichten.
6. Im heißen Backofen etwa 20-25 Minuten backen.

Gemüse-Waffeln

GRÜN: 2 Punkte | BLAU: 2 Punkte | LILA: 2 Punkte

Für ca. 10 Stück

Zutaten:

2 Zwiebeln
200 g Karotten
200 g Lauch
200 g Kohlrabi
250 g Milch, entrahmt, 0,3 % Fett
150 g Mehl
2 Eier
50 g Mineralwasser
Salz, Pfeffer, Paprika

Öl für das Waffeleisen

Zubereitung:

1. Waffeleisen aufheizen.
2. Zwiebeln schälen, Gemüse waschen, putzen und in grobe Stücke schneiden. Danach im Mixtopf 15 Sek./Stufe 5 zerkleinern. Zwischendurch evtl. mit dem Spatel nach unten schieben und wiederholen. Gemüse in eine Schüssel umfüllen.
3. Restliche Zutaten in den Mixtopf geben 20 Sek./Stufe 5 verrühren.
4. Gemüsestücke zum Teig in den Mixtopf geben und 20 Sek./Linkslauf/Stufe 3 vermengen.
5. Waffeleisen falls notwendig mit etwas Öl einstreichen.
6. Aus dem Teig goldgelbe Waffeln im heißen Waffeleisen backen.

Tipp: Dazu schmeckt ein leckerer Tomaten- oder Quark-Dip!

Apfel-Porridge

GRÜN: 5 Punkte | BLAU: 5 Punkte | LILA: 2 Punkte

Für 2 Portionen

Zutaten:

2 Äpfel
300 g Milch, entrahmt, 0,3 % Fett
200 g Wasser
60 g Haferflocken
1 TL Erythrit oder etwas Süßstoff
1 TL Zimt

Zubereitung:

1. Äpfel waschen, schälen, entkernen und vierteln.
2. Im Mixtopf 3 Sek./Stufe 5 zerkleinern. Mit dem Spatel nach unten schieben.
3. Restliche Zutaten zufügen und 8 Min./90 °C/Linkslauf/Stufe 1 köcheln lassen.
4. Nach Geschmack süßen.

Bananencreme

GRÜN: 4 Punkte | BLAU: 2 Punkte | LILA: 2 Punkte

Für 2 Portionen

Zutaten:

125 g Milch entrahmt 0,3 %
1 TL Speisestärke
1 TL Vanillezucker
1 reife Banane
125 g Skyr bis 0,2 % Fett
100 g fettarmen Naturjoghurt 0,1 % Fett
1 TL Zitronensaft
1 TL Erythrit oder Süßungsmittel nach Wahl

Zubereitung:

1. Milch, Speisestärke und Vanillezucker in den Mixtopf geben, 9 Min./90 °C/Stufe 5 köcheln lassen.
2. Masse in eine Schüssel umfüllen, mit Folie abgedeckt abkühlen lassen. Mixtopf säubern.
3. Banane schälen und in grobe Stücke schneiden.
4. Skyr, Naturjoghurt und Bananenstücke im Mixtopf 10 Sek./Stufe 6 vermengen.
5. Abgekühlte Milchmasse in den Mixtopf geben und 10 Sek./Stufe 3 unterrühren.
6. Bananencreme mit Zitronensaft und Süßungsmittel abschmecken und nochmals 3 Sek./Stufe 4 vermengen.

Beeren-Grütze

GRÜN: 2 Punkte | BLAU: 2 Punkte | LILA: 2 Punkte

Für 2 Portionen

Zutaten:

75 g Orangensaft
½ EL Speisestärke
300 g gemischte rote Beeren (z.B. Erdbeeren, Himbeeren)
1 TL Erythrit oder Süßungsmittel nach Wahl

Zubereitung:

1. Orangensaft und Speisestärke im Mixtopf 10 Sek./Stufe 4 mixen.
2. Rote Beeren zufügen. 9 Min./100°/Linkslauf/Stufe 1 kochen.
3. Mit Süßungsmittel nach Geschmack süßen.
4. Rote Grütze in Dessertschälchen füllen. Abkühlen lassen.

Erdbeer–Bananen–Smoothie

GRÜN: 2 Punkte | BLAU: 0 Punkte | LILA: 0 Punkte

Für 2 Portionen

Zutaten:

300 g Erdbeeren
1 Banane
200 g Magermilchjoghurt bis 0,5 %

Zubereitung:

1. Erdbeeren putzen, Banane schälen.
2. Erdbeeren, Banane und Joghurt im Mixbecher 30 Sek./Stufe 9 pürieren.

Green Smoothie

GRÜN: 0 Punkte | BLAU: 0 Punkte | LILA: 0 Punkte

Für 2 Portionen

Zutaten:

150 g Feldsalat
1 Apfel
½ Salatgurke
1 Kiwi
2 cm frischen Ingwer
1 Orange
2 EL Zitronensaft
2 Eiswürfel oder 50 g kaltes Wasser
frische Minzeblätter

Zubereitung:

1. Feldsalat putzen und abtropfen lassen.
2. Apfel und Gurke waschen und in grobe Stücke schneiden.
3. Kiwi, Ingwer und Orange schälen.
4. Alle Zutaten in den Mixtopf geben und 30 Sek./Stufe 9 mit aufgesetztem Messbecher pürieren.
5. Smoothie auf zwei Gläser aufteilen und mit den gewaschen Minzeblättern garnieren.

Himbeer–Mango–Smoothie

GRÜN: 1 Punkt | BLAU: 0 Punkte | LILA: 0 Punkte

Für 2 Portionen

Zutaten:

150 g Himbeeren (TK)
125 g Mango (TK)
150 g Magermilchjoghurt, Natur, bis 0,5 % Fett

Zubereitung:

1. Himbeeren, Mango und Joghurt in den Mixtopf geben und 45 Sek./Stufe 10 pürieren.

Buchempfehlung für die Punkte-Küche

Punkte-Mix zum Abnehmen

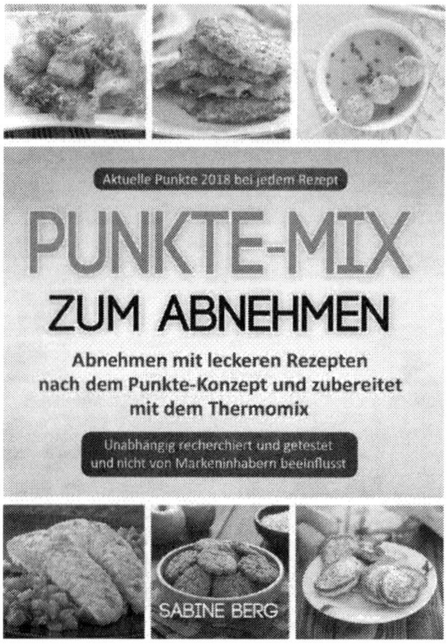

Abnehmen klappt perfekt, wenn man das Punktesystem mit dem Küchen-Multitalent Thermomix® kombiniert.

Die Küchenmaschine Thermomix® ist eine wundervolle Unterstützung für die gesunde, fettarme Zubereitung und eine schnelle Hilfe zum Zerkleinern, Rühren und Dünsten. Sabine Berg hat ihre kreativen Lieblingsrezepte während ihrer erfolgreichen Abnehmphase mit dem Punktesystem gesammelt und in diesem Kochbuch zusammengestellt.

Das Ergebnis sind leckere Gerichte, die schnell zubereitet sind, gute Punkte-Werte haben, satt und glücklich machen.

Ausführlicher Rezeptteil mit leckeren und punktefreundlichen Rezepten an Suppen, Salaten und Dressings, Gerichte vegetarisch und vegan, mit Garnelen und Fisch, mit Geflügel und Fleisch, Brot, Brote, Aufstriche, Dips und süße Gerichte und Nachtisch.

Jetzt mit aktualisierten Punkten nach den aktuellen Farben: **GRÜN, BLAU und LILA**.

Hier geht's zum Buch auf AMAZON.

Impressum

Sabine Berg, c/o BJ-Autorenservice, Bianca Jantzen, Gildehauser Weg 140a, 48529 Nordhorn

Dieses E-book enthält Amazon Affiliate Links.

Bildnachweis Cover:

Depositphotos: © robynmac, duskbabe, dulsita, Mizina, william87

Alle Ratschläge in diesem Buch wurden von der Verfasserin und von ihren Beauftragten sorgfältig erwogen und geprüft. Sie bieten jedoch keinen Ersatz für kompetenten, fachlichen und persönlichen Rat. Eine Garantie kann daher nicht übernommen werden. Eine Haftung der Autorin für Personen-, Sach- und Vermögensschäden ist ausgeschlossen.

Printed in Poland
by Amazon Fulfillment
Poland Sp. z o.o., Wrocław

68032288R00036